Te 23
375

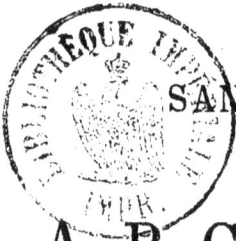

SANTÉ POUR TOUS

A B C MÉDICAL

ÉCRIT POUR LES MALADES

Imprimerie L. Toinon et Cᵉ, à Saint-Germain.

SANTÉ POUR TOUS

A B C MÉDICAL

ÉCRIT POUR LES MALADES

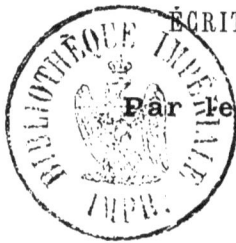

Par le Docteur COORHN

MÉDECIN SPÉCIAL

> Si la vérité est bonne à dire partout,
> ne faut-il pas la crier bien haut sur les
> toits dans les questions aussi générales
> que la santé de tous!...
>
> G. POUCHET.

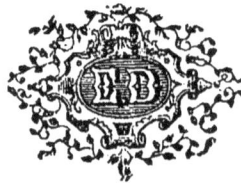

PARIS

E. DENTU, LIBRAIRE ÉDITEUR

Palais-Royal, 17 et 19, Galerie d'Orléans

CHEZ L'AUTEUR, 19, BOULEVARD DE LA MADELEINE

ET CHEZ TOUS LES LIBRAIRES

1867

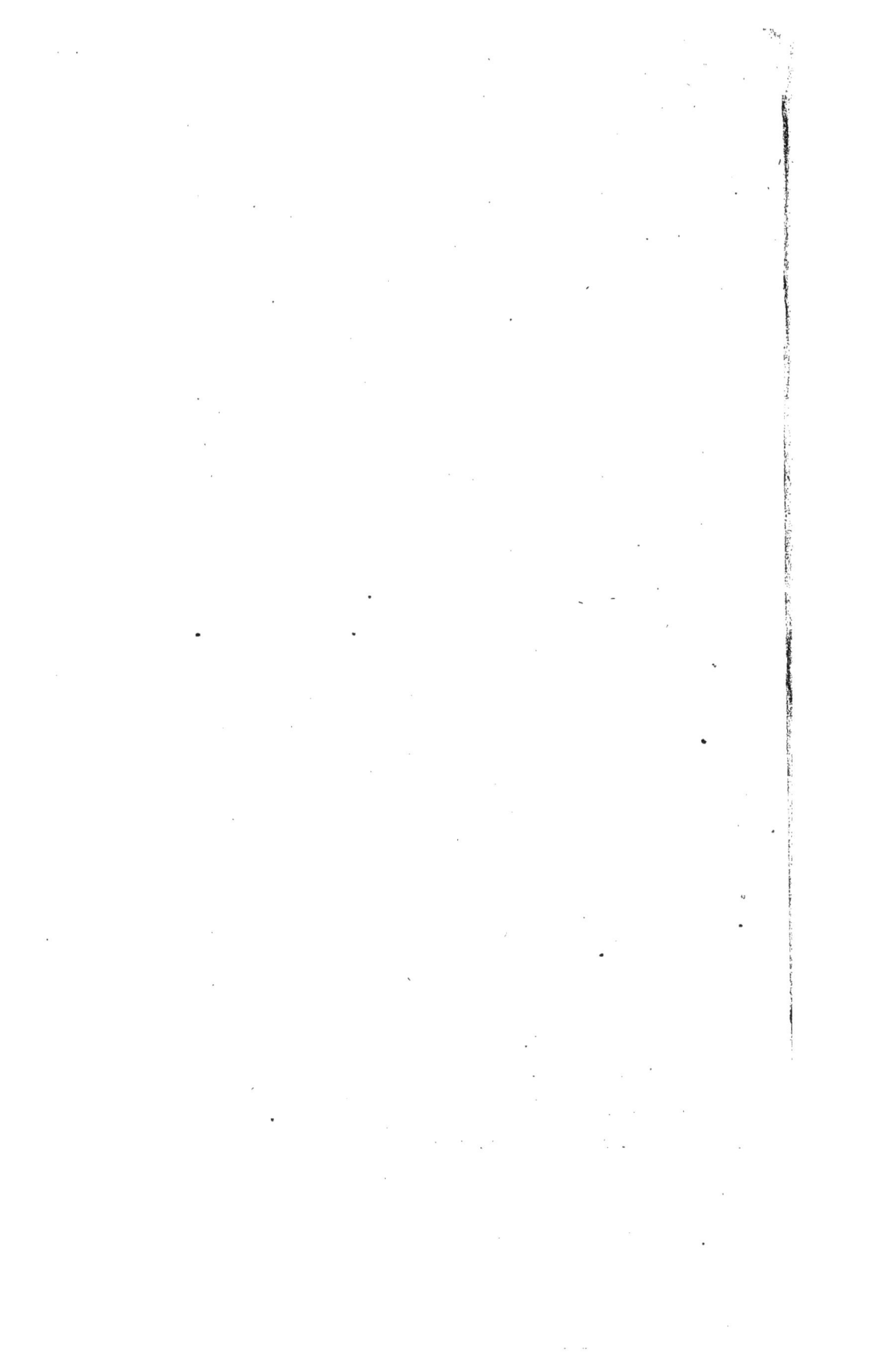

INTRODUCTION

Le succès obtenu par notre PETIT GUIDE MÉDICAL, dont dix éditions successives n'ont pas encore épuisé la faveur du public, nous encourage à résumer et à publier, à un prix très-réduit, notre étude sur les MALADIES CONTAGIEUSES.

Les confidences que notre pratique spéciale nous oblige à recevoir, nous ont donné la triste conviction que la plupart des jeunes gens sont dans une ignorance profonde des dangers réels de *certaines affections*, et agissent avec une imprudence aussi préjudiciable pour leur santé personnelle que pour celle de leurs descendants, et nous pouvons ajouter pour la société tout entière.

Nous croyons qu'à une époque de vulgarisation scientifique comme la nôtre, la diffusion des véritables principes d'hygiène et celle de notions médicales destinées à combattre la propagation de *certains virus*, est un devoir, aussi bien pour le législateur que pour le moraliste et le médecin.

On ne saurait nier que les affections contagieuses soient une des causes les plus réelles de l'appauvrissement physiologique des races humaines.

Pourquoi donc ne pas faire connaître aux ignorants, aux imprudents, les conséquences désastreuses de symptômes dont des soins immédiats peuvent souvent faire disparaître la sérieuse gravité?

Nous espérons que cette étude, qui est le résumé d'observations attentives, instruira aussi certains esprits inquiets qui tombent dans un excès contraire, et s'ingénient à découvrir et à se traiter de maladies qui n'existent que dans leur imagination.

En retraçant fidèlement l'aspect des principales *manifestations* et leurs formes les plus habituelles, nous espérons avoir atteint le double but que nous avions en vue : — AVERTIR — RASSURER.

Cette étude est donc exclusivement consacrée à faire connaître les apparences les plus ordinaires des deux affections contagieuses qui font le plus de victimes : la BLENNORRHAGIE, — la SYPHILIS.

DE

LA BLENNORRHAGIE AIGUË

On donne le nom de *blennorrhagie* à l'*inflammation aiguë* du canal de l'urèthre[1], caractérisée par un écoulement de liquide muqueux, blanchâtre d'abord, plus ou moins abondant, avec douleur dans le canal, augmentant au moment de l'émission des urines.

Plusieurs auteurs donnent aussi à cette inflammation le nom d'*uréthrite;* on la désigne encore sous le nom de *gonorrhée,* car autrefois on l'avait confondue avec les écoulements de *liquide spermatique.*

Cette affection a soulevé et soulève encore relativement à *sa nature* plusieurs questions très-difficiles à résoudre d'une manière complète, et les esprits les plus sérieux et les plus autorisés n'ont

[1] La description anatomique et physiologique des organes génito-urinaires se trouve complétement faite et accompagnée de planches dans notre PETIT GUIDE MÉDICAL, pages 1 à 25.

pu tomber d'accord sur tous les points, malgré les discussions dont elle a été l'objet.

En effet, beaucoup d'auteurs la regardent encore comme une des formes de la *syphilis* ; d'autres praticiens la considèrent, dans le plus grand nombre des cas, comme le produit de l'inoculation d'un *virus particulier complétement différent* du virus *syphilitique*.

Enfin, il existe quelques syphiliographes qui ne voient dans cette affection qu'une *inflammation simple*.

Ce qui reste bien établi, c'est qu'un grand nombre d'écoulements blennorrhagiques sont *complétement exempts d'accidents syphilitiques* ; qu'il en est d'autres, au contraire, qui donnent lieu à ces accidents dans un temps plus ou moins limité.

Nous croyons, avec beaucoup de praticiens, que, dans le cas où ces manifestations *syphilitiques* ont lieu, il existe sur la *muqueuse uréthrale* un chancre qu'il n'est pas possible d'apercevoir tout d'abord.

Dans ces cas douteux les malades doivent se surveiller avec la plus grande attention pendant *plusieurs mois*.

Pendant le cours de nos études à l'hôpital du Midi, ainsi que dans notre pratique personnelle, nous avons observé des faits très-concluants et très-instructifs qui nous ont confirmé dans cette opinion.

Causes de la Blennorrhagie.

En parlant de la nature de cette affection nous avons dit que, dans la grande majorité des cas, elle se déclarait après un *coït suspect*.

Des causes diverses peuvent aussi amener l'inflammation du canal de l'urèthre : ainsi les *excès vénériens*, surtout avec une femme atteinte de *flueurs blanches* (leucorrhée), ou effectués à l'époque des règles ;

La masturbation, la présence ou l'introduction d'un corps étranger, d'une injection irritante, l'usage immodéré de la bière, *les bains tièdes répétés* peuvent donner naissance à une *uréthrite* ;

En outre, certains écoulements excrétés par l'urèthre ont leur origine dans une inflammation des *voies urinaires*, de la *prostate*, etc., affections que nous avons étudiées avec soin dans notre PETIT GUIDE MÉDICAL, pages 54 et 75.

A propos de *la blennorrhagie* nous ne pouvons nous empêcher de reproduire les remarques si judicieuses faites par un praticien célèbre, le docteur baron Heurteloup.

« Il est dans le monde un fâcheux préjugé qui veut que tout écoulement par l'urèthre, chez l'homme, soit nécessairement le résultat du contact sexuel ; cette pensée a l'inconvénient fort grave de mettre le trouble dans les ménages et de provoquer souvent des esclandres et des ruptures. Or, cela n'est pas ; bon nombre d'hommes ont ces écoulements par l'urèthre par suite de toutes les causes qui produisent l'inflammation des glandes muqueuses ; le froid, l'humidité principalement ; la blennhorragie est le *rhume* de l'urèthre. Je trouve, en général, les femmes fort injustes, en cela que, sujettes elles-mêmes à ces écoulements, qu'elles savent bien n'avoir aucune cause non avouable, elles reprochent à leurs maris de se trouver dans des états qu'elles ne peuvent pas éviter elles-mêmes, et qui quelquefois sont dus à leur propre contact. Je recommanderai donc aux dames un peu plus de justice, de philosophie et de prudence, *avant, pendant et après certains moments.*

« Il est encore un autre préjugé généralement répandu et qu'il faut combattre, c'est celui qui veut que tout écoulement par l'urèthre soit *syphilitique.* Ceci est une abominable erreur qui, non-seulement jette le trouble dans les ménages, mais encore perpétue ce trouble pendant la vie du blennorrhagique et de ses enfants. Sur cinquante blennorrhagies, il y en a peut-être une seule qui soit syphilitique ; c'est du moins ce qui ressort de mon expérience. Il ne résulte pas de ce que je dis, que la personne atteinte de blennorrhagie ne doive absolument prendre aucune précaution contre la syphilis ; mais ces précautions, jusqu'à apparition des symptômes et des désordres propres à l'affection vénérienne, doivent se borner à consulter le médecin, habitué aux observations de cette nature, et à s'abstenir de cohabitation pendant quelques semaines. »

Ce qui reste également hors de doute, c'est que la science possède aujourd'hui plusieurs moyens efficaces de guérir la *blennorrhagie uréthrale* dans la très-grande majorité des cas, quelle que soit d'ailleurs la cause qui ait pu la produire, et que *la guérison radicale est d'autant plus certaine que l'écoulement a été traité plus promptement.*

Symptômes de la Blennorrhagie aiguë.

Généralement *vingt-quatre heures* après un *coït suspect*, la blennorrhagie se déclare, plus rarement du jour au lendemain, et encore plus rarement au bout d'un mois.

Dans quelques cas, *l'écoulement* n'est pas le premier symptôme, il y a des malades qui éprouvent d'abord une *démangeaison particulière* au commencement de l'urèthre, quelquefois de la *pesanteur au périnée, de légers tiraillements dans les aines.*

Mais le plus souvent c'est en apercevant la chemise maculée par le commencement de l'écoulement que les malades s'aperçoivent de l'affection dont ils sont atteints.

Dans d'autres cas, les malades, après avoir éprouvé une sensation de démangeaison, qui ne tarde pas à se convertir en une *cuisson* plus ou moins forte, *surtout au moment de l'émission de l'urine*, voient apparaître à l'orifice du canal un suintement d'une *mucosité filante, trouble*, qui se dessèche sur le linge et l'empèse ;

Cette humeur filante colle les lèvres du méat urinaire et le passage du premier jet de l'urine est toujours accompagné d'une vive douleur ;

Le gland se tuméfie, devient rouge près de l'orifice uréthral.

Dans beaucoup de cas, il y a des *érections* involontaires, excessivement douloureuses, la verge se courbe en sens divers, mais le plus souvent en bas (*chaude-pisse cordée*).

Le jet de l'urine est *diminué*, il change de direction ; quelquefois il existe une véritable rétention de ce liquide, si l'inflammation gagne la PORTION profonde du canal.

Quelquefois l'écoulement, d'abord blanchâtre, devient *jaune*, puis *vert*, et si la blennorrhagie est très-intense, on le voit se teindre de *sang*. Il peut même survenir une *hémorrhagie* véritable.

Ces divers symptômes de la blennorrhagie simple durent dix, douze, quinze et vingt jours.

Peu à peu l'écoulement redevient jaunâtre, puis blanc sale, et diminue de quantité.

Quelquefois aussi, il arrive que ce changement de coloration n'a pas lieu, et que le malade garde, après la cessation de l'inflammation aiguë, un écoulement *intermittent*, quelquefois une simple goutte qui sort le matin (*goutte militaire*) au moment de l'émission de l'urine.

Ce suintement a une tendance à se perpétuer et surtout à *augmenter* au moindre écart dans le régime et après *le plus léger* excès vénérien ; il semble que le canal se soit habitué à cette sécrétion anormale qui constitue la *blennorrhagie chronique*, appelée aussi *blennorrhée*.

La blennorrhagie se complique souvent de diverses affections des *testicules*, de la *glande prostate*, de la *vessie*, etc.

Ces complications, toujours dangereuses, demandent un traitement rationnel *immédiat*.

Nous en avons énuméré les diverses phases et indiqué les principaux moyens curatifs aux pages 52, 75, 130 de notre PETIT GUIDE MÉDICAL, qui contient aussi de nombreuses observations de guérison toutes très-intéressantes.

Traitement de la Blennorrhagie aiguë simple.

Un grand nombre de traitements ont été préconisés contre cette affection, et il existe peu de maladies dont la thérapeutique soit aussi riche de moyens divers, de formules de toute espèce.

Au milieu de cette confusion nous avons fait un choix de la méthode que l'expérience de nos maîtres et nos études spéciales à l'hôpital du Midi nous ont démontrée être la plus efficace, et la plus exempte de dangers.

Nous divisons le traitement en deux périodes :

Dans la *première*, les accidents d'inflammation ont, dès le début, une certaine intensité ;

Dans la *seconde*, ces premiers accidents ont presque cessé, et l'écoulement, par sa persistance, a une tendance à passer à *l'état chronique*.

Traitement de la première période, ou période dite inflammatoire.

Lorsque le malade éprouve une *vive douleur* en

urinant, que la verge devient turgescente, tuméfiée, qu'il se produit des érections constantes, qu'en même temps que ces symptômes locaux, il existe de la fièvre, nous nous trouvons presque constamment bien de faire suivre le traitement suivant :

1° Un grand bain tiède ;

2° Boire une décoction de graine de lin ou de mauve, environ un litre dans l'espace de 12 heures;

3° S'abstenir de toutes boissons alcooliques, de mets épicés.

Souvent, dans quelques cas, nous prescrivons une diète absolue, ainsi que le repos au lit. (Il est toujours bon, même dans les inflammations moyennes, d'éviter toute fatigue.)

Quelquefois il est nécessaire d'appliquer 15 ou 20 sangsues au périnée.

Généralement, ce traitement réussit à combattre les accidents les plus intenses en *trois, cinq,* ou *huit* jours.

Dans quelques cas, lorsqu'il existe des érections douloureuses, que la blennorrhagie tend à devenir *cordée,* nous prescrivons la potion suivante :

> Camphre............ }
> Nitrate de potasse... } de chaque. 80 centigr.
> Jaune d'œuf....................... n° 1.
> Broyez et ajoutez :
> Eau de tilleul...................... 180 gr.

A prendre : une cuillerée à bouche d'heure en heure ;

Ou on administre le lavement suivant :

Camphre.......................... 2 gr.
Délayez dans :
Jaune d'œuf....................... n° 1.
Ajoutez décoction de lin........... 500 gr.

Des bains locaux d'eau tiède, des compresses froides, renouvelées souvent, donnent aussi un soulagement très-prompt.

Précautions générales pendant le traitement.

Nous avons dit que les malades devaient garder le repos et observer un *régime sévère*.

Il faut également qu'ils évitent les lectures et les occasions *d'excitation* d'une nature quelconque pouvant provoquer des érections.

Il est indispensable de porter, au moins jusqu'à cessation complète de l'écoulement, un suspensoir bien adapté pour que l'inflammation consécutive des testicules (*orchite blennorrhagique*) ait moins d'occasions de se produire.

Nous ne saurions trop répéter d'éviter avec le plus grand soin de porter les mains aux yeux après avoir touché la verge ou les linges qui sont souillés par l'écoulement. Nous avons été témoin, à l'hôpital de la Charité, de deux cas d'*ophthalmie purulente*, produits uniquement par cette cause, et l'inflammation fut si rapide, que, malgré le traitement savant et énergique de l'illustre chirurgien dans le service duquel les malades étaient placés, *ils perdirent complétement la vue dans l'espace de trois à quatre jours*.

Une règle dont il ne faut pas s'écarter dans le traitement de la blennorrhagie, c'est d'avoir le soin de se tenir toujours le ventre libre, au moyen de quelques purgatifs légers, *eau de Sedlitz, limonade magnésienne, huile de ricin, eau de Birmenstorff,* etc.

Nous terminerons ici ce que nous avions à dire de la *blennorrhagie aiguë.*

En nous occupant de la *blennorrhagie chronique, blennorrhée,* nous compléterons, autant que les limites de cette brochure le permettent, ce qui concerne les écoulements *persistants* de l'urèthre, en énumérant leurs principales complications dont les symptômes et le traitement sont complétement indiqués à la page 204 de notre PETIT GUIDE MÉDICAL.

DE LA BLENNORRHÉE

OU BLENNORRHAGIE CHRONIQUE

Le mot de *blennorrhée* est employé pour désigner l'écoulement *chronique,* qui succède à la *blennorrhagie aiguë.*

Causes de la Blennorrhée.

Nous l'avons dit, le tempérament *lymphatique, strumeux,* les *excès* de toute nature, surtout les *excès vénériens,* les *blennorrhagies aiguës négligées,* sont les causes directes de la blennorrhée.

Toutes *les excitations des parties génitales*, l'entretiennent ou l'aggravent.

Certaines injections administrées *intempestivement* peuvent la causer.

Il est reconnu aujourd'hui que dans le plus grand nombre de cas les *rétrécissements* du canal de l'urèthre perpétuent cette affection.

En traitant des *pertes séminales*, page 82 du PETIT GUIDE MÉDICAL, nous avons démontré que l'inflammation chronique de la *portion prostatique* de l'urèthre donne lieu à des symptômes semblables.

L'inflammation s'étend à une profondeur variable :

Quand elle a pour siége la *fosse naviculaire*, c'est-à-dire la portion antérieure du canal, nous arrivons à tarir en quelques séances des écoulements datant de plusieurs années, et qu'aucun traitement *interne* ou *externe* n'avait réussi à amoindrir.

Symptômes de la Blennorrhée simple.

Chez un grand nombre de malades, les symptômes consistent simplement en un écoulement peu abondant, quelquefois un léger suintement qui se montre le matin, ou seulement à certains moments de la journée.

Lorsque le malade n'a pas uriné depuis longtemps, et qu'il presse le canal *d'arrière en avant*, il apparaît une goutte au méat urinaire qui est à ce mo-

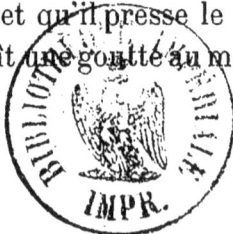

ment souvent collé par la même matière desséchée.

Cette maladie est quelquefois très-difficile à guérir, et il est nécessaire d'établir un diagnostic aussi exact que possible, afin d'instituer une médication qui puisse agir directement sur la partie où siége l'inflammation.

Parfois il suffit chez certains malades débilités, de faire subir une transformation à l'hygiène, d'ordonner des *toniques*, pour que l'écoulement, qui résistait à tous les *traitements locaux*, se tarisse en peu de temps.

Quant aux *complications* de la *blennorrhée* et à la question si intéressante des *rétrécissements de l'urèthre* qui peuvent être et en sont le plus souvent la *seule cause*, nous en avons publié une étude complète dans les dernières éditions de notre PETIT GUIDE MÉDICAL, en relatant d'intéressants exemples de guérisons.

Mais nous le redirons encore, et les succès que nous avons obtenus sur plus de deux mille malades nous y autorisent suffisamment, 95 fois sur 100 nous avons constaté que la maladie se perpétuait par suite d'une *coarctation* plus ou moins considérable, et nous n'arrivions à obtenir une guérison radicale qu'après avoir restitué au canal de l'urèthre son calibre normal; restitution facile à obtenir.

Il existe un préjugé chez beaucoup de malades, qui croient que l'emploi de toute espèce d'injections amène *fatalement* des rétrécissements du canal de l'urèthre.

On ne saurait trop combattre une semblable erreur ; oui, des injections mal formulées ou données dans certaines conditions inopportunes peuvent le produire, mais le plus souvent la cause réelle des rétrécissements réside dans l'inflammation chronique, cause de ces suintements que certains malades conservent des années sans y apporter aucun soin.

Les injections suivantes peuvent être prescrites et réussissent généralement ; on en fait deux chaque jour.

Tannin............} de chaque..... 1 gr.
Sulfate de zinc.......}
Eau de roses........................ 200 gr.

Ou :

Sulfate de cuivre....................... 2 gr.
Eau commune....................... 500 gr.

Lorsque nous soupçonnons une lésion de la *portion prostatique* de l'urèthre, nous conseillons une légère cautérisation de cette partie du canal, après laquelle il est rare que la maladie récidive.

La cautérisation de la *fosse naviculaire*, par notre procédé, est également héroïque dans des cas où toute espèce de traitement avait échoué.

DE LA BALANO–POSTHITE
(Balanite).

On désigne sous ce nom *l'inflammation* du *gland* et du *prépuce*, caractérisée par un suintement de matière purulente exhalant une odeur très-forte.

Cette affection très-fréquente est causée le plus souvent soit par le *coït* avec une femme affectée de *blennorrhagie*, soit, dans quelques cas, lorsque l'acte sexuel est exécuté au *moment des règles*, ou encore si la femme a des *flueurs blanches (leucorrhée)*; -

Les *excès vénériens*, la *masturbation*, peuvent également la produire;

Chez quelques malades cette inflammation a pour cause unique l'accumulation de *matière sébacée* autour de la couronne du gland.

Cette affection, qui accompagne quelquefois certaines *blennorrhagies*, offre, *alors qu'elle est simple*, peu de gravité, et quelques lotions avec de *l'eau blanche*, des injections d'eau fraîche entre le prépuce et le gland suffisent dans la plupart des cas;

Quelquefois, pourtant, il est nécessaire de toucher légèrement les surfaces enflammées avec l'*azotate d'argent*, et d'interposer un peu de charpie fine, afin de les isoler.

Nous avons été consulté par un grand nombre de malades affectés de balanite avec complications d'*ulcérations syphilitiques*; un examen attentif est nécessaire, car dans les cas difficiles et surtout au début, il est essentiel d'arrêter *immédiatement* les progrès de la contamination en employant un traitement abortif.

DE LA SYPHILIS

On donne le nom de *syphilis* (vérole) à une maladie *contagieuse transmissible* par les *rapports sexuels* ou par l'*hérédité*.

Cette affection est surtout caractérisée par une irritation *locale* et *spécifique* des organes génitaux, quelquefois par un écoulement uréthral, et par des *phénomènes généraux* consécutifs, de forme et de siéges très-divers, qui apparaissent *successivement* ou *simultanément*, et dont l'évolution naturelle et régulière est déterminée.

Un certain nombre d'auteurs font remonter l'origine de la syphilis aux époques les plus reculées; d'autres, au contraire, l'ont placée seulement au xvᵉ siècle, époque à laquelle cette affection prit un aspect épidémique menaçant.

L'opinion la plus répandue est que cette maladie fut introduite d'Amérique en Europe par les soldats de Christophe Colomb, qui débarquèrent à Naples en mai 1495, après avoir séjourné en Espagne, où ils l'avaient déjà répandue.

Pourtant on voit dans le *Lévitique*, que Moïse prescrit aux Juifs des lois pour les préserver de la *gonorrhée;* mais l'on pense avec raison que les divers documents sur lesquels plusieurs auteurs s'appuient pour prouver l'origine ancienne de la syphilis, expliqueraient plutôt, pour les modernes, les symptômes d'une *blennorrhagie* que ceux de la syphilis telle que les médecins la connaissent aujourd'hui.

L'évêque Palladius, qui vivait sous Théodose Junior, raconte le fait d'un ermite nommé Héros, qui, après s'être livré longtemps au libertinage, fut atteint d'une maladie qui lui gangrena les parties génitales.

Hippocrate mentionne, dans ses livres *de Natura muliebri* et *de Morbis mulierum*, la suppuration des parties génitales, qu'il attribue à la suppression des menstrues chez la femme.

Juvénal, Martial et d'autres auteurs parlent, dans plusieurs passages de leurs écrits, des affections des parties génitales, qu'ils disent pouvoir être communiquées par un *coït impur*.

Symptômes primitifs de la Syphilis.

Si la syphilis succède à un *contact impur*, son début est caractérisé par l'apparition d'un ou de plusieurs *chancres*, qui se développent généralement sur les organes génitaux, quelquefois sur d'autres parties du corps; ainsi les *narines*, la *langue*, les *gencives*, les *cuisses*, les *bourses*, l'*urèthre*, l'*anus* peuvent en être le siége.

Le chancre, qui offre lui-même trois variétés de formes assez tranchées, a été divisé en : 1° *chancre induré;* 2° *chancre simple* ou *superficiel;* 3° et en *chancre phagédénique* ou *chancre rongeant.*

Incubation du Chancre.

Quelle que soit l'espèce du chancre, il s'écoule toujours un temps plus ou moins long avant que l'attention soit fixée par des symptômes notables, et il se passe souvent *huit jours* avant qu'aucun signe puisse faire reconnaître le lieu d'élection de l'ulcère syphilitique.

Au début, quelques malades éprouvent *un certain chatouillement, une démangeaison* plus ou moins vive, qui, dans quelques cas, peut aller jusqu'à la douleur. Chez d'autres malades, il existe un *sentiment de brûlure*. Il se produit une *rougeur*, d'abord peu marquée, puis on voit apparaître une *petite vésicule*, remplie d'un liquide *louche ;* l'*ulcération* qui survient ensuite est arrondie, d'une étendue très-variable, à *fond grisâtre ;* les bords sont *taillés à pic*, il existe autour du chancre un *cercle violacé*.

Quelquefois le chancre siège dans l'intérieur du canal de l'urèthre et donne lieu à un écoulement qu'il est alors difficile de distinguer de celui de la *blennorrhagie* non syphilitique.

Au bout de huit à dix jours, le chancre change d'aspect ; il se forme à sa base un épaississement circonscrit (*induration*) qui constitue le symptôme caractéristique et spécifique de la syphilis confirmée.

En même temps que ces phénomènes ont lieu, on voit survenir le gonflement des ganglions de l'aine, qui deviennent douloureux au toucher, et peuvent acquérir le volume d'un œuf de poule.

Ces engorgements ont reçu le nom de *bubons* et sont connus vulgairement sous le nom de *poulains*. Ils peuvent disparaître s'ils sont *traités immédiatement*, ou, dans les cas contraires, devenir le siége d'une inflammation qui arrive jusqu'à la supuration.

Parfois les premiers accidents syphilitiques apparaissent au début sous la forme de simples *érosions* superficielles, qu'il n'est pas alors facile de distinguer de la *balanite* (*inflammation simple du prépuce et du gland*).

Symptômes secondaires de la Syphilis.

Les accidents *secondaires* de la syphilis apparaissent rarement avant un mois, quelquefois *après six*, et leur apparition a lieu, dans certains cas, avant la disparition des phénomènes primitifs.

Certains symptômes annoncent ordinairement l'invasion de ces accidents *consécutifs*.

Il existe chez beaucoup de malades des douleurs vagues, *névralgiques*, des affections de la peau (*syphilides*), telles que la *roséole syphilitique*, les *plaques muqueuses*, etc.

Les *plaques muqueuses* sont un des symptômes *secondaires* les plus fréquents, et elles peuvent apparaître sur un grand nombre de points à la fois, aux *organes génitaux*, à *l'aine*, dans la *bouche*, sur les *amygdales*, dans les intervalles des *orteils, etc.* Ces plaques muqueuses peuvent devenir le siége d'une ulcération étendue et profonde, ulcérations qui causent parfois des douleurs très-vives.

Les plaques muqueuses sont éminemment contagieuses.

Roséole syphilitique.

La *roséole* est un des symptômes les plus fréquents parmi ceux qui traduisent la syphilis constitutionnelle : c'est une des manifestations les plus précoces de cette maladie ; elle commence toujours par le tronc.

D'abord apparaissent de petites taches roses, très-légères, à peine visibles, qui prennent quelquefois, au contact de l'air, une teinte violacée, bleuâtre ; dans d'autres cas, la peau prend un aspect grenu, ressemblant à ce qu'on nomme vulgairement *chair de poule*.

Dans beaucoup de cas, le cuir chevelu présente des phénomènes divers : des *éruptions papuleuses*, du *pityriasis*, de l'*alopécie*.

Ces lésions superficielles de la peau ne sont pas les seules qui caractérisent la syphilis confirmée. Les diverses maladies cutanées, désignées sous les noms d'*acné*, d'*ecthyma* syphilitiques, le *lupus*, le *psoriasis*, l'*eczéma* se montrent fréquemment dans cette période.

Les cheveux, les poils tombent presque complétement.

Des *végétations* de formes diverses apparaissent sur les parties génitales et à l'anus *(choux-fleurs, poireaux, crêtes de coq,* etc.).

Les membranes muqueuses qui tapissent la cavité buccale, le pharynx, les fosses nasales, etc., sont le siége *d'ulcérations* qui n'occupent d'abord que leur superficie, mais qui ne tardent pas à envahir les parties profondes et *peuvent détruire même les parties osseuses ;*

Des dartres *pustuleuses, squammeuses, ulcéreuses,* peuvent envahir le nez, la bouche ;

Les douleurs *articulaires,* les *engorgements des glandes* sont fréquents ;

Les yeux sont frappés d'*iritis.*

Dans cette période de la syphilis, le sang est *complétement altéré,* et tout l'organisme subit l'influence de cette terrible affection.

On comprend qu'il importe d'instituer au plus tôt un traitement dépuratif très-puissant et de le continuer avec une attention persévérante.

De la Syphilis tertiaire.

Les symptômes de la troisième période de la syphilis consistent dans des douleurs vagues d'abord, qui ont pour siége le *système osseux* et qui ont reçu le nom de *douleurs ostéocopes.*

Ces douleurs se font sentir surtout la nuit, et leur lieu d'élection devient presque toujours le siége d'*ostéites*, ou inflammation des os, qui déterminent des *exostoses*, des *caries*.

Très-souvent le testicule est le siége d'une *induration* ; il devient trois ou quatre fois plus volumineux que dans l'état normal.

Il se forme aussi, dans les tissus sous-cutanés, des *tubercules* auxquels on a donné le nom de *tumeurs gommeuses*.

La syphilis parcourt ces diverses périodes dans un espace de temps très-variable, et les accidents que nous avons décrits (page 237 et suivantes de notre *Petit Guide médical*) peuvent, si le traitement n'est pas suffisant, reparaître plusieurs fois sous une multitude de formes, et donner lieu aux accidents les plus divers dans toutes les régions de l'organisme.

De la Syphilis héréditaire.

Il existe encore beaucoup d'obscurité sur le mode de transmission de la syphilis par *voie d'hérédité*, et sur les faits qui établissent d'une façon définitive les conditions de cette transmission.

Pourtant il est généralement admis qu'elle est le plus souvent le fait du père, et que des parents ayant eu des accidents syphilitiques, *présumés disparus* dans le moment de la conception, n'en communiquent pas moins le virus à l'enfant qui naîtra d'eux, *si le traitement spécifique n'a pas fait disparaître les premiers symptômes et leurs retentissements ultérieurs.*

Nous espérons que la certitude de conséquences aussi graves rendra plus circonspectes les personnes qui, au moment de contracter mariage, n'auraient pas la conviction d'avoir été traitées radicalement.

Traitement de la Syphilis.

Nous ne dirons que peu de mots du *traitement* de la syphilis, envisagé d'une manière générale, en prévenant toutefois les malades qu'il est de la plus vulgaire prudence de consulter un médecin aussitôt l'apparition de symptômes *d'apparence syphilitique.*

Nous avons dit que le chancre traité immédiatement sur place est souvent guéri sans laisser de traces.

Lorsque le chancre n'est ni enflammé ni douloureux, la *cautérisation* avec l'*azotate d'argent* est le moyen qui réussit le mieux ; il est nécessaire de ne l'employer que jusqu'au moment où son aspect se modifie, alors qu'*il est entré dans la période de réparation.*

Dans quelques cas le chancre prend le caractère dit *phagédénique* ou rongeant ; il a une tendance à s'*élargir ;* dans ce cas il est utile que le malade se confie *immédiatement* aux soins d'un médecin, car le traitement devient plus complexe, la constitution étant alors profondément altérée et des soins éclairés devenant promptement nécessaires.

Nous ne dirons aussi que quelques mots du traitement général de la syphilis.

Cette maladie est trop grave pour que le malade puisse apprécier convenablement l'état dans lequel il se trouve, et la médication, l'hygiène et les autres indications thérapeutiques *doivent être prescrites par le médecin spécialiste.*

Ce sont les préparations *hydrargyriques* et les dépuratifs, que notre pratique nous a démontrés être les plus efficaces dans les deux premières périodes de la maladie; ces préparations sont formulées d'après l'*état général* des malades et la *tolérance* plus ou moins grande que nous obtenons de l'estomac.

Les dépuratifs agissent en détruisant, en neutralisant et en expulsant les principes morbifiques, les altérations du sang et des humeurs développées dans notre organisme. Pour réussir, il est essentiel d'en modifier la nature et les doses selon l'état particulier de chaque malade.

L'*iodure de potassium* est souvent le spécifique par excellence des *accidents consécutifs* de la syphilis; il doit aussi être prescrit selon l'état de résistance de l'économie, afin que l'assimilation ait lieu complétement.

Nous prescrivons une *alimentation* riche en *principes azotés*, des précautions contre le *froid et l'humidité*, des *toniques spéciaux*.

Le traitement des manifestations syphilitiques doit être continué avec *persévérance* par les malades, selon l'indication *formelle* que le médecin donne toujours en pareil cas.

Il en est malheureusement un trop grand nombre qui le discontinuent aussitôt la disparition des premiers symptômes.

Comme conclusion de cette étude rapide de la syphilis, nous répéterons encore une fois qu'il est peu de maladies aussi terribles dans ses conséquences, par le retentissement *général* et *local* qu'elle a sur tous nos organes.

Elle est variable à l'infini dans son expression symptomatique et dans ses manifestations ultérieures.

Un grand nombre d'altérations du *système nerveux*, des organes *membraneux* et *parenchymateux*, ont une *origine syphilitique, héréditaire* ou *acquise*, que l'on ne soupçonne quelquefois qu'après des tâtonnements infructueux dans le traitement de ces affections obscures.

Aussi voyons-nous chaque jour des maladies *chroniques* qui, après avoir résisté à toute espèce de médication, cèdent comme par enchantement à l'emploi méthodique des *dépuratifs* et du *traitement spécifique.*

La prudence la plus vulgaire exige donc une attention scrupuleuse, les diverses manifestations qui peuvent avoir leur origine dans d'anciennes affections de *nature douteuse* étant sujettes aux transformations les plus inattendues.

PRÉSERVATIFS

DE LA SYPHILIS ET DE LA BLENNORRHAGIE

Une foule de méthodes préservatives ont été préconisées depuis l'époque où l'on s'aperçut de la facilité avec laquelle les affections vénériennes se communiquaient par un *coït impur*, et les moyens les plus divers ont été tour à tour mis en usage.

Sans parler du conseil naïf de Vindelinus Hock et Dalménar, qui ne voyaient d'autres moyens prophylactiques de la contagion vénérienne que celui « d'*éviter les occasions de se livrer à la luxure*, » nous indiquerons les précautions à prendre et quelques moyens qui peuvent réussir.

D'abord, il est essentiel d'inspecter avec grand soin les parties, pour s'assurer qu'elles ne sont pas le siége d'*écorchures*, d'*excoriations*.

Une onction avec un corps gras, *huile*, *coldcream*, *pommade*, sera faite sur la verge et les parties voisines.

Cette onction de matière grasse agit de deux façons : d'abord, elle facilite le glissement et peut empêcher les écorchures, excoriations, qui ouvrent une porte toute grande au virus; puis elle a pour effet d'obturer les *orifices absorbants* des parties sexuelles et d'empêcher ainsi, dans beaucoup de cas, la contagion par cette voie.

Un certain nombre de maladies contagieuses sont contractées par un coït opéré *pendant la menstrua-*

tion ; on doit donc s'abstenir de tout rapport sexuel pendant cette période.

Nous rappelons en passant que certaines *uréthrites* se développent facilement par le *coït* avec une femme affectée de *pertes blanches (leucorrhée).*

On doit également s'abstenir de tout *acte* lorsqu'on se trouve dans un état d'*excitation* ou d'*ivresse alcoolique.*

Nous conseillerons aussi, pour éviter toute chance de contagion, de pratiquer l'adage de Nicolas Massa, qui, quoique datant de trois siècles, a toujours sa valeur : *non morari in coïtu : conclure* très-vite, mais *surtout conclure.*

Après les rapports sexuels, nous conseillons de suivre le précepte de l'école de Salerne : *Post coïtum si muigas, apte servabis urethras.* Ce précepte démontre qu'il ne faut pas uriner avant l'*acte*, ou qu'il faut tout au moins garder un peu d'urine dans la vessie, urine que l'on expulsera ensuite, en obturant d'abord le méat urinaire, afin que, sortant avec force, le liquide puisse balayer le canal de l'urèthre.

Ensuite on lotionne largement toutes les parties avec de l'eau pure.

Aussitôt qu'une écorchure apparaît, *consulter immédiatement le médecin*, car souvent une simple cautérisation peut empêcher les manifestations ultérieures de la maladie.

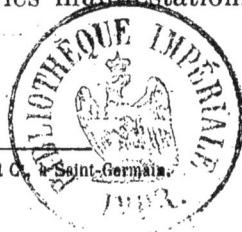

Imprimerie L. Toinon et C., à Saint-Germain.